Megha Choudhary
Sanjeet Singh
Kanika Sharma

Rugoskopie

Megha Choudhary
Sanjeet Singh
Kanika Sharma

Rugoskopie

(zur Etablierung von Individualität)

ScienciaScripts

Imprint

Any brand names and product names mentioned in this book are subject to trademark, brand or patent protection and are trademarks or registered trademarks of their respective holders. The use of brand names, product names, common names, trade names, product descriptions etc. even without a particular marking in this work is in no way to be construed to mean that such names may be regarded as unrestricted in respect of trademark and brand protection legislation and could thus be used by anyone.

Cover image: www.ingimage.com

This book is a translation from the original published under ISBN 978-620-7-45877-6.

Publisher:
Sciencia Scripts
is a trademark of
Dodo Books Indian Ocean Ltd. and OmniScriptum S.R.L publishing group

120 High Road, East Finchley, London, N2 9ED, United Kingdom
Str. Armeneasca 28/1, office 1, Chisinau MD-2012, Republic of Moldova, Europe
Printed at: see last page
ISBN: 978-620-7-27106-1

Copyright © Megha Choudhary, Sanjeet Singh, Kanika Sharma
Copyright © 2024 Dodo Books Indian Ocean Ltd. and OmniScriptum S.R.L publishing group

QUITTUNG

Diese Bibliotheksdissertation wäre ohne die Unterstützung und Anleitung vieler Menschen nicht möglich gewesen. An erster Stelle möchte ich dem Allmächtigen für die Gesundheit und Kraft danken, die er mir geschenkt hat.

Ich bin dem Rektor, **Dr. PRADEEP SHUKLA** (Rektor und Dekan) des D.J College of Dental Sciences and Research, Modinagar, zu großem Dank verpflichtet, dass er mir die Nutzung der wissenschaftlichen Literatur im College gestattet hat. Ich bin ihm dankbar für die Ermutigung und Unterstützung, die er mir während des gesamten Projekts zukommen ließ.

Ich möchte meinen aufrichtigen und tief empfundenen Dank an meinen Abteilungsleiter **DR. SANJEET SINGH**, M.D.S., Professor und Leiter der Abteilung für orale Pathologie und Mikrobiologie am DJ College of Dental Sciences and research, Modinagar, U.P., der meine zahlreichen Überarbeitungen gelesen hat und mir mit seinem unendlichen Wissen bei der Fertigstellung dieser Bibliotheksdissertation zur Seite stand. Ohne ihre Unterstützung und Kritik wäre diese Arbeit nicht möglich gewesen. Dieses Projekt war wirklich eine Lernerfahrung. Ich möchte ihr meinen aufrichtigen Dank und meine Anerkennung für die wertvolle Anleitung, Unterstützung und Ermutigung aussprechen.

Ich möchte diese Gelegenheit auch nutzen, um meinem Mentor **Dr. Nishant Singh (MDS)**, Professor, Abteilung für orale Pathologie und Mikrobiologie, D.J. College of Dental Sciences and research, Modinagar, U.P., meinen besonderen Dank auszusprechen, der mich auch bei den dümmsten Zweifeln vorbehaltlos unterstützt hat.

Ich ergreife diese Gelegenheit, um meinem Professor, **Dr. Paramjit Singh** M.D.S., Abteilung für orale Pathologie und Mikrobiologie, D.J. College of Dental Sciences and research, Modinagar, U.P., meine tiefe Dankbarkeit und meinen Respekt dafür auszudrücken, dass er mich nicht nur angeleitet, sondern auch vorangetrieben und während des gesamten Prozesses ermutigt hat. Ich danke Ihnen für Ihre ständige Kritik, ohne die es mir nicht möglich gewesen wäre, dieses Projekt abzuschließen. Sie haben mir die Kraft gegeben, die ich brauchte, um die nächsten Schritte in Richtung meines Traums zu gehen.

Mein aufrichtiger Dank gilt meiner Betreuerin **Dr. Kanika Sharma** M.D.S, Reader, Department of Oral Pathology & Microbiology DJ College of Dental Sciences and research, Modinagar, U.P.

für ihre wertvollen Anregungen, die sehr hilfreich waren. Ich möchte mich auch dafür bedanken, dass sie mir immer mit zusätzlichen Informationen zur Seite stehen und mich bei der Fertigstellung meiner Dissertation in der Bibliothek unterstützen.

Mein aufrichtiger Dank gilt auch meinen Doktorvätern **Dr. Divya, Dr. Vijay, Dr. Debangana, Dr. Dev Anand und Dr. Rani** für ihre wertvollen Vorschläge und die mir gewährte Hilfe.

Es gibt keine Worte, die meine Wertschätzung für meine Kollegen **Dr. Akash Abhinav, Dr. Manoj Kumar Rohilla, Dr. Mandeep, Dr. Rupa und Dr. Bishal** zum Ausdruck bringen können, die selbstlos und bereitwillig zur Fertigstellung dieser Arbeit beigetragen haben. Es fällt mir schwer, die Diskussionen, die wir geführt haben, und das Szenario, das wir für diese lange Reise entworfen haben, zu vergessen.

Ich möchte mich bei meinem besten Freund **Dr. Sayan Das und Dr. Ravi Bishnoi** bedanken, die mich dazu motiviert haben, ein Aufbaustudium zu absolvieren.

Außerdem möchte ich mich bei meinen Großeltern bedanken, die in meinem Leben immer ein Vorbild waren. All meine Arbeiten wären nicht möglich gewesen ohne die bedingungslose Liebe und finanzielle Unterstützung meiner Eltern, meines lieben Vaters **Sh. Ranvir Singh Chaudhary**. Er ist das Rückgrat meiner Karriere und meines Lebens, ohne seine Unterstützung hätte ich nichts in meinem Leben erreicht. Meine geliebte Mutter **Smt. Suman Lata,** ohne sie hätte ich nicht die Kraft, mich während der stressigen Reise dieses Projekts aufzurichten. Ich möchte auch meinem Ehemann **Akash Tomar** für seine Unterstützung und Fürsorge danken.

Außerdem möchte ich der Firma Jain Printers für die Bearbeitung und den Druck dieser Literaturarbeit meinen Dank aussprechen.

Inhaltsübersicht

Einführung 4

Geschichte 7

KLINISCHE IMPLIKATIONEN DER GAUMENRÄNDER: 17

KLASSIFIZIERUNG 22

Diskussion 29

Schlussfolgerung 33

Referenzen 34

Einführung

Zähne sind das härteste und robusteste Gewebe des menschlichen Körpers. Sie sind selbst bei schweren Unfällen, Verbrechen, Bestattungen oder anderen schwerwiegenden Witterungseinflüssen oft resistent gegen Zersetzung. Die Zahnmuster sind bei jedem Menschen einzigartig. Diese Einzigartigkeit ist auch auf die verschiedenen Behandlungen durch den Zahnarzt zurückzuführen.[1] Daher ist das Gebiss einer Person für die individuelle Identifizierung und den Vergleich nützlich, sofern Aufzeichnungen zu diesem Zweck vorhanden sind.[2] Die forensische Odontologie ist die einfachste und schnellste dieser Methoden. Es handelt sich dabei um ein Teilgebiet der Zahnmedizin, das sich in erster Linie auf die Identifizierung einer Person durch die Analyse der charakteristischen anatomischen Struktur der Mundhöhle konzentriert.[3]

Die forensische Odontologie kann als ein Teilgebiet der Zahnmedizin definiert werden, das sich mit der sachgerechten Handhabung und Untersuchung von zahnmedizinischen Beweismitteln sowie mit der ordnungsgemäßen Bewertung und Darstellung von zahnmedizinischen Befunden im Interesse der Justiz befasst.[4] Forensische Odontologie oder forensische Zahnmedizin ist die Anwendung zahnmedizinischer Kenntnisse auf die straf- und zivilrechtlichen Vorschriften, die von den Polizeibehörden im Rahmen des Strafrechtssystems durchgesetzt werden.[5] Keiser-Neilson definierte die forensische Zahnheilkunde als den Teilbereich der forensischen Zahnheilkunde, der sich im Interesse der Justiz mit der ordnungsgemäßen Handhabung und Untersuchung zahnärztlicher Beweismittel sowie der ordnungsgemäßen Bewertung und Darstellung zahnärztlicher Befunde befasst |.[6]

In der Heiligen Schrift (Bibel) heißt es:- "Hasse das Böse, liebe das Gute und sorge für Gerechtigkeit in den Gerichten". In Wirklichkeit sucht das Justizsystem die eifrige Hilfe der forensischen Wissenschaft, insbesondere des forensischen Zahnarztes, um den Gerichten und Rechtssystemen zahnmedizinisches Fachwissen für die Rechtspflege zur Verfügung zu stellen.[5]

Der erste gemeldete Fall einer Zahnidentifizierung war der eines 80-jährigen englischen Kriegers, John Talbot, Earl of Shrewsbury, der 1453 in der Schlacht von Castillon fiel.[7] Nach Keiser-Nielsen wird die forensische Zahnmedizin definiert als die **sachgemäße** Handhabung und Untersuchung des zahnmedizinischen Beweismaterials im Interesse der Justiz, damit der zahnmedizinische Befund ordnungsgemäß dargestellt und bewertet werden kann.[8]

Die Identifizierung von Menschen beruht auf wissenschaftlichen Grundsätzen, vor allem auf Fingerabdrücken, Zahnunterlagen und DNA-Analysen. Die Verwendung von

Fingerabdrücken stößt in Situationen, in denen die Hände verkohlt oder verstümmelt sind, an ihre Grenzen.[9] Manchmal wird es notwendig, eine weniger bekannte und ungewöhnliche Technik wie die Palatoskopie anzuwenden. Als Palatoskopie oder Palatinalrugoskopie bezeichnet man die Untersuchung der Gaumenrillen, um die Identität einer Person festzustellen. Gaumenrugae sind unregelmäßige, asymmetrische Schleimhautkämme, die sich seitlich von der Papilla incisiva und dem vorderen Teil der medianen Gaumenraffe erstrecken, die sich direkt hinter den oberen zentralen Schneidezähnen befindet.[10] In der Literatur wird übereinstimmend festgestellt, dass die Anzahl der Gaumenschleimhautrillen relativ stabil bleibt und sich durch Wachstum, Alterung, Zahnextraktion und Krankheiten nicht verändert.[11]

Die Zähne sind der unzerstörbarste Teil des menschlichen Körpers. Sie überleben nicht nur nach dem Tod, sondern bleiben auch viele tausend Jahre lang unverändert. Ein bekanntes Beispiel sind die Zähne, die im Unterkiefer des Tabun-Mannes gefunden wurden und etwa 35.000 Jahre alt sind.[5]

Die moderne forensische Odontologie umfasst drei wichtige Tätigkeitsbereiche.[5] Erstens geht es um die Bewertung und Untersuchung von Verletzungen des Kiefers, des oralen Gewebes und der Zähne, die auf verschiedene Ursachen zurückzuführen sind. Zweitens die Untersuchung von Abdrücken, um einen Verdächtigen als Täter identifizieren oder ausschließen zu können. Drittens, die Untersuchung von Fragmenten oder kompletten Zahnresten (einschließlich aller Arten von Zahnersatz) zur möglichen Identifizierung des späteren Täters.[5]

Ziele in der forensischen Zahnmedizin

Die einfache ist die Identifizierung des Toten und die komplexe ist die Identifizierung eines Angreifers, der seine Zähne als Waffe benutzt hat.[5]

Anwendungen der forensischen Odontologie[4]

- Bewertung von Verletzungen des Kiefers, der Zähne und des oralen Weichgewebes
- Identifizierung von Personen an Tatorten und/oder bei Massenkatastrophen
- Identifizierung und Bewertung von Bisswunden, die bei sexuellen Übergriffen, Kindesmissbrauch und in Situationen der persönlichen Verteidigung häufig auftreten
- Alterseinschätzung.

Vater des forensischen Odontologen

Dr. Oscar Amoedo gilt als der Vater des forensischen Zahnarztes. Seine Dissertation mit dem Titel _L' Art Dentaire en Medicine Leagale' an der medizinischen Fakultät brachte ihm den Doktortitel ein. Dieses Buch ist der erste umfassende Text über den forensischen Odontologen.[5]

Geschichte
Geschichte der Forensik" in Indien

1. **Ermordung von Rajiv Gandhi** - Am 21. Mai 1991 wurde Rajiv Gandhi, eine führende und dynamische Persönlichkeit Indiens, ermordet. Die Ermordung von Rajiv Gandhi wurde mit der Ermordung von John F. Kennedy in den USA verglichen. Bei der Untersuchung von 18 Leichen wurden 17 Leichen einschließlich der Leiche von Rajiv Gandhi identifiziert. Die eine Leiche mit zerstückelten Teilen, die mit der Haut, dem Fehlen von Körperbehaarung und der gleichen Nagellackfarbe an Fingern und Zehennägeln in Verbindung gebracht wurde, ergab schließlich, dass es sich um eine Frau handelte, die die menschliche Bombe war. Dr. P. Chandrasekaran, Direktor des Tamil Nadu Forensic Science Laboratory in Madras, der sechs Monate brauchte, um eine vollständige Tatortrekonstruktion zu erstellen, stellte fest, dass die in den verkohlten Muskelstücken und dem Schädel des Selbstmordattentäters Dhanu gefundene DNA ein identisches Muster aufwies. Es wurde also angenommen, dass Dhanu der Bombenleger war.[5]

2. **Identität von Veerappan bestätigt** - Das Markenzeichen von Veerappan war der Schnurrbart in seinem Gesicht, der fehlte, als er von einer Spezialeinheit im Distrikt Dharmapuri in Tamil Nadu erschossen wurde. Dies führte zu großer Verwirrung. Aber die Experten der Gerichtsmedizin sind durch die Untersuchung der Ohrmuschel bestätigt. Prof. P. Chandra Shekhar, einer der Hauptermittler im Fall der Ermordung Rajiv Gandhis, sagte, dass die anatomische Struktur der Ohrmuschel von Mensch zu Mensch unterschiedlich ist. Er untersuchte die Strukturen der Ohrmuschel auf den Vorher- und Nachher-Fotos von Veerappan, verglich sie und bestätigte, dass es sich um einen Sandelholzschmuggler handelt. Das Ohr von Veerappan weist eine einzigartige Struktur mit einem flachen Tragus auf, der in einen gebogenen Teil der Helix übergeht.[5]

3. **Gruppenvergewaltigungsfall in Delhi** - Zum ersten Mal in der Geschichte der Strafverfolgung in Indien hat die zahnärztliche Forensik eine wichtige Rolle bei der Erbringung von Beweisen gespielt, die zu Todesurteilen führten. Im Fall der Gruppenvergewaltigung in Delhi konnte ein forensischer Zahnarzt zwei der Angeklagten mit dem Verbrechen in Verbindung bringen. Dies geschah durch den

Vergleich der Anordnung der Zähne mit den Bisswunden, die das arme junge Opfer erlitten hatte. Ein zahnmedizinischer Sachverständiger stellte fest, dass die Fotos der Bisswunde des Opfers und die Struktur des Gebisses der beiden Angeklagten ziemlich genau übereinstimmten. Insgesamt wurden sechs Männer verhaftet, von denen einer noch minderjährig war. Folglich stimmten von den fünf Angeklagten zwei der Gebisse mit einem Bissabdruck überein. Der zahnmedizinische Sachverständige stellte schließlich fest, dass keine zwei Personen eine ähnliche Anordnung der Zähne haben können.[5]

FORENSISCHE ZAHNHEILKUNDE UND IHRE BEZIEHUNG ZUM FACHGEBIET DER ZAHNHEILKUNDE[12]

1. orale Pathologie und Mikrobiologie: Die orale Pathologie und Mikrobiologie ist das Fachgebiet der Zahnmedizin, das sich mit den Krankheiten im Mund- und Kieferbereich befasst. Dieses Fachgebiet wird für Studien zur Altersbestimmung anhand von Zahnschliffen verwendet. Bei Schliffbildern handelt es sich um Schnitte, die ohne den Einsatz von Chemikalien präpariert werden, so dass die normale Anatomie und die Bestandteile erhalten bleiben. Die histologische Technik eignet sich besser für postmortale Situationen und ist auch für die Schätzung des Alters der frühen Entwicklung des Gebisses von Bedeutung.[13]

Zu den Techniken, die zur Altersschätzung anhand der Zähne verwendet werden, gehören die Gustafson-Technik, die inkrementellen Linien von Retzius, die Perikymata, die pränatale und postnatale Linienbildung, die Racemisierung von Kollagen im Dentin, die zementären inkrementellen Linien und die Transluzenz des Dentins.[16]

Gustafson nannte sechs altersbedingte Zahnveränderungen, nämlich Abnutzung, apikale Migration des parodontalen Ligaments, Ablagerung von Sekundärdentin, Zementopposition, Wurzelresorption und Transparenz des Wurzeldentins. Inkrementelle Retzius-Linien werden durch Variationen in der rhythmischen Mineralisierung der Schmelzprismen verursacht. Diese rhythmischen Muster können durch verschiedene äußere Faktoren, wie z. B. Stoffwechselstörungen, verändert werden, so dass die Linien enger erscheinen oder die Ruhezeiten verlängert werden. Die Anzahl und der Abstand der inkrementellen Markierungen auf der Schmelzoberfläche, die als Perikymata bezeichnet werden, gelten als wichtige Indikatoren für das Zahnwachstum, da sie Aufschluss über die Zeit der Kronenbildung und die zugrundeliegenden Entwicklungsprozesse geben.[13]. Die inkrementellen Linien des Zementums helfen bei der Bestimmung des Alters von Erwachsenen.[14] Ein großer Nachteil dieser Methode ist die Notwendigkeit, den Zahn zu extrahieren oder zu schneiden. Sie ist bei lebenden Individuen nicht praktikabel. Die Dentintransluzenz ist einer der morphohistologischen Parameter, die nicht nur in Bezug auf die Genauigkeit, sondern auch auf die Einfachheit am besten für die Schätzung des Zahnalters geeignet sind[15]. DNA-Material (Desoxyribonukleinsäure) aus Zähnen kann die notwendige Verbindung zum Nachweis der Identität liefern. Zähne stellen eine hervorragende Quelle für DNA-Material dar, und die DNA findet sich an bestimmten Stellen des Zahns[12]

2. Orale Medizin und Radiologie: Die orale Medizin und Radiologie ist das Fachgebiet der Zahnmedizin, das sich mit der Art, der Erkennung und der Behandlung von Krankheiten im Mund- und Kieferbereich befasst. Dieses Fachgebiet wird für Studien zur Altersbestimmung mit Hilfe von Röntgenaufnahmen genutzt. Zu den Parametern, die zur Altersschätzung mit Hilfe der Röntgenmethode herangezogen werden, gehören die Bildung von Sekundärdentin, Veränderungen in der Ausrichtung des Foramen mentale und des inferioren Alveolarkanals, der Durchbruch und die Bildung des dritten Molaren des Unterkiefers, das Trabekelmuster im Kiefer, das Verhältnis zwischen Pulpa- und Zahnfläche der Zähne und das Muster der Lamina dura.[16] Die dritten Molaren sind die variabelsten Zähne im Gebiss und bleiben der zuverlässigste biologische Indikator für die Altersschätzung im mittleren Teenageralter und Anfang der Zwanziger. Das Alter wird auch anhand der Wurzelentwicklung der dritten Molaren des Unterkiefers im Vergleich zum skelettalen Alter des Handgelenks geschätzt.[17]

3. Mund-, Kiefer- und Gesichtschirurgie: Die Mund-, Kiefer- und Gesichtschirurgie ist das Fachgebiet der Zahnmedizin, das sich mit der chirurgischen und ergänzenden Behandlung von Krankheiten, Verletzungen und Fehlbildungen der Mund-, Kiefer- und Gesichtsregion befasst. Dieses Fachgebiet wird zur Identifizierung von Personen durch Kiefer- und Zahnfrakturen, chirurgische Reparaturen und Implantate sowie kraniofaziale Überlagerungen eingesetzt.[16] In der Regel fällt die Beurteilung von unfallbedingten oder absichtlichen Schäden an Zähnen und Kiefer in den Aufgabenbereich des Kieferchirurgen[12].

4. Pädodontie: Die Kinderzahnheilkunde ist das Fachgebiet der Zahnmedizin, das sich mit der Behandlung von Zahnerkrankungen bei Kindern befasst. Dieses Fachgebiet wird für Studien zur Altersschätzung verwendet, die die Eruptionssequenz, das Schour- und Massler-Diagramm, die

Demirjian-Methode mit dem Zahnreifediagramm und die Nolla-Stufen der Kalzifizierung umfassen.[16] Zahndurchbruch und Zahnverkalkung sind die beiden Ereignisse, die zur Messung des Zahnalters bei Kindern und Jugendlichen herangezogen werden können.[13]

5. **Parodontologie: Die** Parodontologie ist das Fachgebiet der Zahnmedizin, das sich mit Erkrankungen des Zahnfleischs und anderer Strukturen rund um die Zähne befasst. Dieses Fachgebiet wird für Studien zur Altersbestimmung verwendet, die Parodontose (Zahnfleischrückgang), Wurzeltransparenz und Wurzellänge umfassen.[18,19] Dieses Fachgebiet wird auch zur Identifizierung von Personen anhand der Morphologie und Pathologie des Zahnfleisches, der Morphologie und Pathologie des parodontalen Ligaments und des Status des Alveolarknochens eingesetzt.[16]

6. **Konservative Zahnheilkunde und Endodontie: Die** konservierende Zahnheilkunde und Endodontie ist das Fachgebiet der Zahnheilkunde, das sich mit der Ätiologie, Prävention, Diagnose und Behandlung von Erkrankungen der Zahnpulpa, der Zahnwurzel und des periapikalen Gewebes befasst. Dieses Fachgebiet wird zur Identifizierung von Personen durch Restaurationen und Wurzelkanalfüllungen eingesetzt.[16]

7. **Prothetik: Die** Prothetik ist das Fachgebiet der Zahnmedizin, das sich mit dem Ersatz fehlender Zähne und damit verbundener Mund- oder Kieferstrukturen durch künstliche Vorrichtungen befasst. Dieses Fachgebiet wird zur Identifizierung von Personen durch Zahnersatz und Prothesen, zur Markierung von Prothesen, zur Analyse von Bissmarken und zur Palatinalrugoskopie eingesetzt.[16] Zahnabdrücke wie Vinylsiloxan und Polyether werden in der Regel für die Aufnahme von Bissmarken empfohlen.[20] Die Palatinalrugoskopie ist die Untersuchung der Palatinalränder und ihrer individuellen Einzigartigkeit und kann eine zuverlässige Identifikationsquelle darstellen. Die Palatinalabmessungen sind bei Männern deutlich größer als bei Frauen.[12]

8. **Kieferorthopädie: Die** Kieferorthopädie ist das Fachgebiet der Zahnmedizin, das sich mit der Vorbeugung oder Korrektur von Zahnfehlstellungen befasst. Dieses Fachgebiet wird für die Identifizierung von Personen durch Zahnrotation und -fehlstellung, kieferorthopädische Vorrichtungen und kieferorthopädische Rekonstruktion eingesetzt.[16]

Tabelle I: Indizes in der Kieferorthopädie[12].

i. **Sexual dimorphism:**

a. Mandibular canine index

Mandibular canine index = $\frac{\text{Mesiodistal crown width}}{\text{Intercanine arch width (Cusp tip)}}$

b. Mandibular first molar index

Mandibular first molar index = $\frac{\text{Mesiodistal crown width}}{\text{Intermolar arch width (Central pit)}}$

ii. **Race identification:**

a. Cephalic index

b. Cephalic index = $100 \times \frac{\text{Breadth of the cranium}}{\text{Length of the cranium}}$

6. **Community Dentistry:** Community Dentistry ist das Fachgebiet der Zahnmedizin, das sich mit der Gemeinschaft und ihrer gesamten Zahn- oder Mundgesundheit befasst und nicht mit der des einzelnen Patienten. Dieses Fachgebiet wird zur Identifizierung von Personen mit endemischer Fluorose eingesetzt.[16]

Aktuelle Trends bei den konventionellen Methoden der forensischen Odontologie [1]

1. Pflege der zahnärztlichen Unterlagen

Die forensische zahnärztliche Identifizierung hängt in den meisten Fällen von der Verfügbarkeit, Angemessenheit und Genauigkeit der antemortem zahnärztlichen Aufzeichnungen ab. Das Führen von zahnärztlichen Aufzeichnungen ist die Pflicht eines Zahnarztes und stellt eine wesentliche Komponente dar, die als Informationsquelle für Zahnärzte und Patienten, für medizinisch-rechtliche, administrative und forensische Zwecke dient.

2. Zahnärztliche Bildgebung

In Fällen, in denen frühere Aufzeichnungen nicht zum Vergleich zur Verfügung stehen, ist ein alternatives Hilfsmittel für die individuelle Identifizierung die Röntgenaufnahme. Die Röntgenbilder des Verstorbenen können angefertigt und mit den verfügbaren antemortem Röntgenbildern der verdächtigen Person verglichen werden. Die digitalen Bildgebungsverfahren wie die Radiovisiographie ermöglichen eine genaue Analyse der räumlichen Beziehungen von Zahnwurzeln und Stützstrukturen auf ante^.und postmortalen Bildern.

3. Bissmarkenanalyse

Bisswunden auf menschlichem Gewebe können bei Gewaltdelikten wie Sexualverbrechen, Kindesmissbrauch und Straftaten mit körperlichen Auseinandersetzungen, wie z. B. Mord, beobachtet werden. Sie können in Fällen auftreten, in denen der Angreifer das Opfer beißt oder das Opfer den Angreifer in einem Akt der Verteidigung beißt, aber es sollte bedacht werden, dass das Bissopfer in diesen Fällen der Verdächtige sein könnte. Männliche Opfer werden am häufigsten in die Arme und Schultern gebissen, während weibliche Opfer am häufigsten in die Brüste, Arme und Beine gebissen werden.[21]

4. DNA-Analyse

Die DNA-Analyse ist ein neues Instrument im Bereich der forensischen Odontologie und gewinnt an Bedeutung, wenn herkömmliche Identifizierungsmethoden aufgrund von Hitzeeinwirkung, Traumata oder autolytischen Prozessen, Verzerrungen und Schwierigkeiten bei der Analyse versagen. Es gibt viele biologische Materialien wie Blut, Sperma, Knochen, Zähne, Haare und Speichel, die für eine DNA-Typisierung verwendet werden können. Mit dem Aufkommen der Polymerase-Kettenreaktion, die die enzymatische Vervielfältigung einer spezifischen DNA-Sequenz selbst in einer vernachlässigbaren Menge an Ausgangsmaterial ermöglicht, wird die forensische Identifizierung mittels DNA-Analyse bei den Ermittlern immer beliebter.[22]

5. Cheiloskopie

Die Cheiloskopie ist eine forensische Untersuchungstechnik, die sich mit der Identifizierung von Menschen anhand ihrer Lippenspuren befasst. Bei der Verwendung von Zähnen als Antemortem-Aufzeichnungen kommt es manchmal zu Zahnverlust und Zerstörung von Zahnersatz, was zu Schwierigkeiten beim Vergleich der Antemortem-Aufzeichnungen mit den Postmortem-Aufzeichnungen führen kann.[23] Lippenabdrücke liefern ausreichende Informationen für forensische Untersuchungen, da die Lippen auch Furchen und Rillen aufweisen.[1]

6. Rugoskopie

Bei Zahnverlust, z. B. aufgrund eines Traumas, dient das Muster der Gaumenrillen aufgrund seiner Einzigartigkeit als alternative Methode zur Identifizierung. Da die Rugae im Inneren der Mundhöhle liegt und durch die Zunge und das bukkale Fettpolster geschützt ist, bleibt sie von Hitze und anderen Angriffen verschont. Die Rugae-Muster ändern sich mit dem Alter und anderen Umwelteinflüssen wie kieferorthopädischen Bewegungen, Zahnextraktionen, Gaumenspalten, parodontalen Eingriffen und dem Durchbruch von Eckzähnen.[23]

RUGOSKOPIE

Als Palatoskopie oder Gaumenrugoskopie bezeichnet man die Untersuchung der Gaumenrillen zur Feststellung der Identität einer Person.[24,25] Die Gaumenschleimhaut befindet sich im vorderen Teil des Oberkiefers. Anatomisch gesehen kann man in der harten Gaumenschleimhaut eine antero-posteriore, dünne zentrale Rille erkennen, die auf beiden Seiten von einem Kamm begrenzt wird: den Gaumensegeln (palatal raphae). Von diesem Kamm gehen seitlich drei bis sieben kleinere Kämme aus. Diese Kämme werden als Palatinalrugae bezeichnet.[26] Palatinalrugae sind unregelmäßige, asymmetrische Schleimhautkämme, die sich seitlich von der Papilla incisiva und dem vorderen Teil der medianen Palatinalraphe[27,28] erstrecken. Lund (1924)[29] stellte fest, dass ein Bindegewebskern tief zwischen dem submukösen Fettgewebe und dem Stratum reticulum des Gaumens eingebettet ist.[26]

Gaumenrugae erscheinen im 3rd Monat des intrauterinen Lebens und ihre Entwicklung und ihr Wachstum werden durch epitheliale mesenchymale Interaktionen gesteuert.[30,31] Das Orientierungsmuster wird in der 12-14th Woche des intrauterinen Lebens aus dem harten Bindegewebe gebildet, das den Gaumenknochen bedeckt, und ihre Bildung steht unter genetischer Kontrolle und bleibt stabil, bis die Mundschleimhaut nach dem Tod degeneriert.[32]

Hausser E. Zur Bedeutung (1951)[33] schlug vor, dass mit der Größenzunahme des vorderen Teils des Gaumens in den ersten Lebensjahren auch die Länge der Rauten und der Abstand zwischen ihnen zunimmt. Das Orientierungsmuster der Rugae bleibt während des gesamten Lebens unverändert.[26]

Zwei Drittel der Rugae sind gekrümmt, der Rest ist eckig. Die letzten Rugae sind häufig in einen medialen und einen lateralen Teil unterteilt, die nicht miteinander verbunden sind und sich nicht in ihrer axialen Ausrichtung fortsetzen. Häufig sind fragmentarische Rugae vorhanden, insbesondere in der hinteren Hälfte des Rugae-Gebiets. Form, Länge, Breite, Ausprägung, Anzahl und Ausrichtung der Gaumenrugae sind von Mensch zu Mensch sehr unterschiedlich. Friel (1949)[34] wies in einer Studie nach, dass sich die Zähne im Zusammenhang mit dem Wachstum der Kiefer in Bezug auf die Rugae nach vorne bewegen.[26]

Einige Ereignisse können zu Veränderungen des Rugae-Musters beitragen, darunter extremes Fingerlutschen im Säuglingsalter und anhaltender Druck aufgrund einer kieferorthopädischen Behandlung.[35] Camargo et al.36 wiesen darauf hin, dass in der Gingivatransplantationschirurgie bei der Auswahl der palatinalen Entnahmestelle die Rugae-Bereiche vermieden werden sollten, da sie im transplantierten Gewebe persistieren können. Allerdings können Extraktionen einen lokalen Einfluss auf die Richtung der Rugae haben.[37]

Die wichtigsten und zuverlässigsten Mittel zur Identifizierung sind die Fingerabdruckanalyse, die vergleichende Zahnanalyse und die DNA-Analyse.[38]

Palatinalrugae besitzen die Eigenschaften eines idealen forensischen Parameters - Einzigartigkeit, postmortale Resistenz und Stabilität. Darüber hinaus sind sie aufgrund ihrer anatomischen Positionierung im Mund gut vor Traumata und hohen Temperaturen geschützt.[39] Neben diesen Vorteilen bietet die Verwendung von Gaumennarben als forensisches Hilfsmittel zusätzliche Vorteile aufgrund ihrer geringen Nutzungskosten, Einfachheit und Zuverlässigkeit.[40]

Palatinal rugae ist eine anatomische Falte oder Furche, die meist im Plural gebildet wird; die unregelmäßigen faserigen Bindegewebskämme im vorderen Drittel des harten Gaumens. Sie ist auch als Plica Palatinae bekannt.[41]

FUNKTIONEN DER GAUMENSCHLEIMHAUT:

1. Sie erleichtern den Transport der Nahrung durch die Mundhöhle, verhindern den Verlust von Nahrung aus dem Mund und wirken am Kauvorgang mit.

2. Durch das Vorhandensein von Geschmacks- und Tastsinnesrezeptoren tragen sie zur Wahrnehmung des Geschmacks, der Textur von Lebensmitteln und der Zungenposition bei.[42]

GESCHICHTLICHER HINTERGRUND

Caldas et al.1 haben berichtet, dass die Gaumenrillen erstmals 1753 von Winslow beschrieben wurden; Kuppler war jedoch 1897 der erste, der die Gaumenanatomie untersuchte, um rassische anatomische Merkmale zu identifizieren.[24] Sie haben in ihrem Artikel auch angeführt, dass die Gaumenrugoskopie erstmals 1932 von einem spanischen Forscher namens Trobo Hermisa vorgeschlagen wurde. Im Jahr 1937 erstellte Carrea eine detaillierte Studie und entwickelte eine Methode zur Klassifizierung von Gaumennarben (Rugae).[43] Lysell[44] entwickelte das erste Klassifizierungssystem für Palatinalrugae-Paare. Sowohl Lysell als auch Sassouni[45] (1957) gingen davon aus, dass die Gaumenrillen im Allgemeinen während des gesamten Lebens unverändert bleiben, stellten jedoch fest, dass dies nicht in jeder Hinsicht zutrifft. Bei älteren Menschen nimmt die Anzahl der Rugae deutlich ab. Lysell[44] (1955) war sich daher nicht sicher, ob die Rugae zu Identifikationszwecken verwendet werden können. Sassouni[45] (1957) stellte fest, dass es möglich ist, eine Klassifizierung auf der Grundlage der Symmetrie, Anzahl und Form der Papillen zu erstellen. Als Sassouni[45] (1957) diese Klassifizierung testete, konnte er eine Person ohne Schwierigkeiten identifizieren. Die Gaumenrillen können wie Fingerabdrücke verwendet werden; da die Rillen jedoch nur aus Weichgewebe bestehen, sind sie in Skeletten nicht vorhanden.[26] Fiene[46] (1958) entdeckte, dass die Gaumenrillen bei anthropologischen Vaterschaftsuntersuchungen hilfreich sein können.

KLINISCHE IMPLIKATIONEN DER RUGAE PALATINAE[26] :

1. **Landmarke während der kieferorthopädischen Behandlung:** Hausser beobachtete kieferorthopädisch behandelte Patienten, bei denen vier Prämolaren extrahiert wurden, und stellte fest, dass sich die seitlichen Ränder der Rugae etwa um die Hälfte der Entfernung der Migration der Nachbarzähne nach vorne bewegten, während die medialen Rugae nicht betroffen waren.

Peavy und Kendrick[47] sagen: "Je näher die Rugae an den Zähnen liegen, desto eher neigen sie dazu, sich in die Richtung zu dehnen, in die sich die zugehörigen Zähne bewegen."

Van der Linden48 untersuchte bei 65 normal wachsenden Kindern (im Alter von 6 bis 16 Jahren) und bei sechs kieferorthopädisch behandelten Patienten Veränderungen der Position der Seitenzähne im Verhältnis zu den Gaumenrändern.

2. **Zahnbewegung:** Hoggan und Sadowsky[49] untersuchten die Verwendung der Gaumenschleimhaut als Referenzpunkte für die Messung der Zahnbewegung in einer mit kephalometrischen Überlagerungen vergleichbaren Weise. Simmons und Kollegen[50] nutzten die Längsschnittdatenbank des Child Research Council of Denve, um die anteroposteriore Stabilität der medialen Rugaregion zu untersuchen.

3. **Gaumenrillen bei Gaumenspalten:** Park und Kollegen[51] untersuchten das Muster der Gaumenrugae bei submukösen Spalten. Die Gaumenschleimhaut wies bei 87,5 Prozent der submukösen Spalten und bei 100 Prozent der isolierten Spalten ein einzigartiges Merkmal auf: Eine oder mehrere der Gaumenrugae wölbten sich in Richtung der Region der knöchernen Kerbe am hinteren Rand des harten Gaumens.[26]

Kratzsch und Opitz[52] untersuchten die Eigenschaften der Gaumenzone mittels Reflexmikroskopie, 3-D-Computer-gestütztem und berührungsfreiem Messsystem. Nach der Reparatur der Gaumenspalte nahm die Anzahl der Rugae pro Segment signifikant ab, aber die dritte Ruga ging nach der Operation nie verloren.

In einer zweiten Studie untersuchten Kratzsch und Opit die Beziehung der Gaumennasen zu Punkten (Landmarken) und Entfernungen auf der Gaumenspalte im Zeitraum von der Geburt bis zum Beginn des Wechselgebisses.[26]

4. **Gaumengewölbe:** Landa[53] berichtete, dass Rugae in Prothesen unwirksam oder manchmal sogar schädlich für die Sprache sind, wenn sie die vordere Gaumenregion unnötig verdicken.

5. Variation der Rautenmuster in verschiedenen ethnischen Gruppen: Es scheint ein signifikanter Zusammenhang zwischen den Rugae-Formen und der ethnischen Zugehörigkeit zu bestehen. Kapali und Kollegen (1997)[35] untersuchten das Muster der palatinalen Rugae bei australischen Aborigines und Weißen. Sie beobachteten die Anzahl, Länge, Form, Richtung und Vereinheitlichung der Rugae. Kashima (1990)[54] verglich die Gaumennarben und die Form des harten Gaumens bei japanischen und indischen Kindern.

Sie fanden Folgendes heraus:

Japanische Kinder hatten mehr primäre Rugae als indische Kinder, aber beide Gruppen hatten die gleiche Anzahl von transversalen Gaumenrugae.

Die beiden Gruppen unterschieden sich hinsichtlich der Form der primären Rugae, der hinteren Begrenzung der Rugalzone sowie der Anzahl und Position der sekundären und fragmentarischen Rugae.

Die Gaumensegel der japanischen Kinder waren breiter als die der indischen Kinder.

Beide Gruppen hatten viele transversale Gaumenrillen auf der linken Seite des Gaumens. Der hintere Rand der rugalen Zone war auf der linken Seite weiter nach hinten verschoben als auf der rechten Seite.

Es gab keine signifikanten Unterschiede zwischen den beiden Geschlechtern in beiden Gruppen.

Shetty und Kollegen (2005)[55] verglichen die Muster der Gaumennacken bei Indern mit denen in einer tibetischen Population. Die Ergebnisse ihrer Studie zeigten, dass Männer in beiden Populationen mehr Rugae auf der rechten Seite als auf der linken Seite hatten, indische Männer mehr primäre Rugae auf der linken Seite als Frauen und umgekehrt in der tibetischen Population, und indische Männer hatten mehr gebogene Rugae als tibetische Männer.

6. Forensische Identifizierung: Es ist allgemein bekannt, dass das Rautenmuster eines Menschen ebenso einzigartig ist wie seine Fingerabdrücke und seine Form ein Leben lang beibehält[16]. Die anatomische Lage der Rugae im Mund - umgeben von Wangen, Lippen, Zunge, bukkalen Fettpolstern, Zähnen und Knochen - schützt sie gut vor Traumata und hohen Temperaturen. Daher können sie bei der gerichtsmedizinischen Identifizierung zuverlässig als Referenzpunkt verwendet werden. Muthusubramanian und Kollegen (2005)[56] untersuchten das Ausmaß des Erhalts der Gaumenrugae zur Verwendung als Identifizierungsinstrument bei Verbrennungsopfern und Leichen und simulierten so forensische Fälle von Verbrennung und

Verwesung. Patienten mit panfazialen Verbrennungen dritten Grades wurden innerhalb von 72 Stunden nach ihrem Unfall untersucht. Darüber hinaus wurden menschliche Leichen, die in einer Leichenhalle bei 5 °C und 30 bis 40 % relativer Luftfeuchtigkeit gelagert und mindestens sieben Tage aufbewahrt wurden, auf den Zustand der Gaumenschleimhaut untersucht.

Muthusubramanian und Kollegen (2005)[5] 6 untersuchten das Ausmaß des Erhalts der Gaumennaht bei Verbrennungsopfern und Leichen, um sie als Identifizierungsinstrument zu verwenden, und simulierten so forensische Fälle von Verbrennung und Verwesung. Patienten mit panfazialen Verbrennungen dritten Grades wurden innerhalb von 72 Stunden nach ihrem Unfall untersucht. Darüber hinaus wurden menschliche Leichen, die in einer Leichenhalle bei 5 °C und 30 bis 40 % relativer Luftfeuchtigkeit gelagert und mindestens sieben Tage lang aufbewahrt wurden, auf den Zustand der Gaumennägel untersucht.[26]

Die Einzigartigkeit und die allgemeine Stabilität der Gaumenrillen legen ihre Verwendung für die forensische Identifizierung nahe.[57]

Die visuelle Identifizierung und die Verwendung von Fingerabdrücken werden durch postmortale Veränderungen im Zusammenhang mit Zeit, Temperatur und Feuchtigkeit eingeschränkt. Obwohl Zähne haltbarer sind als andere Körperteile, kann sich auch die Identifizierung anhand von Zahnunterlagen als nicht schlüssig erweisen, da zwischen der Erstellung der Zahnunterlagen und dem Tod der Person eine Zahnbehandlung durchgeführt worden sein könnte.[58] Die DNA-Profilerstellung ist zwar genau, aber für den Einsatz in großen Populationen teuer und zeitaufwändig.[59]

Palatoskopie und Cheiloskopie sind mit Techniken zur Identifizierung von Zähnen, Fingerabdrücken und DNA vergleichbar. Da Zahn-, Fingerabdruck- und DNA-Identifizierung nicht immer verwendet werden können, ist es manchmal notwendig, andere und weniger bekannte Techniken anzuwenden, so dass sowohl Gaumenrillen als auch Lippenrillen erfolgreich zur Identifizierung von Menschen eingesetzt werden können.[58]

Das Orientierungsmuster der Rugae bildet sich in der 12. bis 14. pränatalen Lebenswoche aus und bleibt stabil, bis die Mundschleimhaut nach dem Tod degeneriert.[58]

Analyse des Rugae-Musters[60] - Nach der Anfertigung der Zahnabdrücke werden die Umrisse der Rugae unter Berücksichtigung der Form der einzelnen Rugae gezeichnet und auch die Länge gemessen. Dies geschieht gemäß der Standardklassifikation und entsprechend dem individuellen Studiendesign. Der Einsatz von Digitalfotografie, Personalcomputern und spezieller Software zur

Bearbeitung und Verwendung digitaler Bilder ermöglicht eine erhebliche Verbesserung der Erkennung des Rugae-Musters und damit eine einfache Handhabung.

Eine weitere Technik ist die Überlagerung der Fotos zum Vergleich der Gaumennaht-Rugae. Die Ergebnisse können durch den Einsatz von Computersoftware wie Adobe Photoshop verbessert werden. Für die Analyse der Gaumennaht stehen Computerprogramme wie RUGFP-ID match zur Verfügung. Die Kalkorrugoskopie oder der Überlagerungsabdruck der Gaumennaht kann für eine vergleichende Analyse verwendet werden. Andere komplexe Techniken wie Stereoskopie zur Gewinnung eines dreidimensionalen Bildes der Anatomie der Gaumennaht, Stereophotogrammetrie, die eine genaue Bestimmung der Länge und Position jeder einzelnen Gaumennaht ermöglicht, können ebenfalls verwendet werden ^ 3 [6,16]

Vergleichende Anatomie der Cheiloskopie und Palatoskopie [64]

Die Möglichkeit postmortaler Veränderungen der Lippenabdrücke von Leichen mit unterschiedlichen Todesursachen muss ebenfalls in Betracht gezogen werden. Utsuno et al. analysierten diese Veränderungen und kamen zu dem Schluss, dass eine korrekte Identifizierung nicht möglich war.[65] Die angestrebte Quote wurde erreicht. Diese Untersuchung wurde jedoch in einer kontrollierten Umgebung durchgeführt.

Das Vorhandensein von Zähnen ist das wichtigste Kriterium für die zahnmedizinische Identifizierung ante mortem Daten, die Cheiloscopy nicht liefern kann. Daher wird die Cheiloskopie nur verwendet, um Lippenabdrücke mit den untersuchten Lippen zu vergleichen.[66] Fisher war der erste, der 1902 über Lippenabdrücke berichtete. Aber erst 1930 veröffentlichte de Lille mehrere Untersuchungen, die zur Verwendung von Lippenabdrücken in der Kriminologie führten[67] . Suzuki und Tsuchihashi erstellten ein Klassifizierungssystem, das die Lippenrillenmuster in sechs Kategorien einteilte und die Falten und Rillen auf den Lippen als "Sulci labiorum rubrorum" bezeichnete. Die Forscher stellten fest, dass das Lippenmuster nach der Heilung identisch mit dem vor der Verletzung war.[68]

Die Rugae bleiben ein Leben lang in Anzahl und Morphologie stabil, außer bei kieferorthopädischen Zahnbewegungen, Traumata, extremem Fingerlutschen oder anhaltendem Druck, die die Ausrichtung verändern können.[69]

Ereignisse, die zu Veränderungen im Rugae-Muster beitragen

- Fingerlutschen in der Kindheit
- Anhaltender Druck aufgrund einer kieferorthopädischen Behandlung
- Lokale Auswirkungen auf die seitlichen Rugae nach Zahnextraktion (betrifft hauptsächlich den seitlichen Teil der Rugae)
- Veränderungen am seitlichen Rand der Rugae bei kieferorthopädischen Zahnbewegungen

KLASSIFIZIERUNG[70]

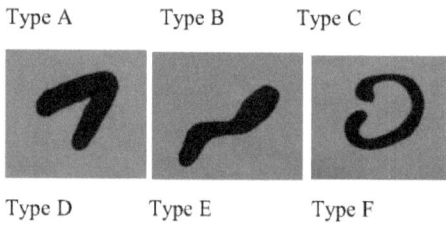

Type A   Type B   Type C

Type D   Type E   Type F

-**Verbundene Rugae:** Rugae sind die durch die Vereinigung von zwei oder mehr einfachen Rugae gebildet werden und als "Typ Xl oder polymorpher Typ" eingestuft wurden.

Klassifizierung Rugae-Typ

Classification	Rugae Type
Type A	Point
Type B	Line
Type C	Curve
Type D	Angle
Type E	Sinuous
Type F	Circle

3. Nach Lysell (195 5):[73] Palatinalrugen wurden nach ihrer Länge klassifiziert

- Primär: 5mm oder mehr
- Sekundär: 3-5mm
- Fragmentarisch: 2-3mm
- Rugae, die kleiner als 2 mm sind, bleiben unberücksichtigt.

4. Von Kapali et al. (1997):[74] Basierend auf der Form der Palatinalrugen (Abb. 2)

- Gebogen
- Gewelltes
- Gerade
- Rundschreiben

5. Abwandlung der Klassifizierung von Kapali (Abbildung) [76]

- Konvergenz
- Gebogen
- Gewelltes
- Gerade
- Rundschreiben
- Gekräuselt

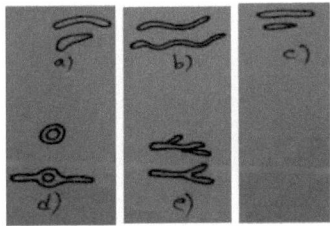

a) gekrümmt; b) gewellt; c) gerade; d) kreisförmig; e) gezähnt

6. Carrea-Klassifikation:[75] basierend auf der Form der Gaumenränder

Typ I: Posterior-Anterior gerichtete Rugae

Typ II: Rugae senkrecht zur Raphe

Typ III: Anterior-Posterior gerichtete Rugae

Typ IV : In mehrere Richtungen gerichtete Rugae

7. Martins dos Santos Klassifizierung:[75]

Basierend auf Form und Position der einzelnen Gaumenrillen

Eine Anfangsrugae; die vorderste auf der rechten Seite wird durch einen Großbuchstaben dargestellt

Mehrere komplementäre Rugae; die anderen rechten Rugae werden durch Zahlen dargestellt

Eine subinitiale Rugae; die vorderste auf der linken Seite wird durch einen Großbuchstaben dargestellt

Mehrere subkomplementäre Rugae; die anderen linken Rugae werden durch Zahlen dargestellt

Rugae type	Anterior position	Other position
Point	P	0
Line	L	1
Curve	C	2
Angle	A	3
Circle	C	4
Sinuous	S	5
Bifurcated	B	6
Trifurcated	T	7
Interrupt	I	8
Anomaly	An	9

8. Da Silva-Klassifizierung:[75] Aufgrund der Form

Palatinalrugae werden in zwei Typen eingeteilt.

- Einfach: Nummeriert von 1-6
- Zusammengesetzt: Resultierend aus

Kombination von 2 oder mehr Rugae-Mustern

Klassifizierung Rugae-Typ

Classification	Rugae type
1	Line
2	Curve
3	Angle
4	Circle
5	Wavy
6	Point

9. Basauri Klassifizierung:[75]

Es wird zwischen den Seiten unterschieden.

- Area- Bestimmung der Oberfläche der primären Rugae

Primäre Rugae Details-

- Diese können als ringförmig, papillär, vernetzt, verzweigt, vereinigt, unterbrochen, vereinigt mit nicht primären Rugae beschrieben werden

Rugae-Muster - Abmessungen

- Abstand zwischen dem vordersten Punkt der Inzisivapapille und dem vordersten Punkt des Rugae-Musters, unabhängig von der Seite.

- Abstand zwischen der Papille des Schneidezahns und dem hinteren Rand der letzten primären oder sekundären Rugae.

- Abstand zwischen der Papille des Schneidezahns und dem hinteren Rand der letzten Rugae (auch fragmentarisch).

Divergenzwinkel.

- Gemessen in Grad zwischen der Linie, die von der medialen Gaumenraffe gebildet wird, und der Linie, die die Papilla incisiva mit dem Ursprung der hintersten primären oder sekundären Rugae auf einer Seite des Gaumens verbindet.

Abmessungen von Zahnbogen und Gaumen -

- Breite - Die Linie, die die Spitzen des mesiopalatalen Höckers des ersten bleibenden Oberkiefermolars oder des zweiten Milchmolars verbindet, wird verwendet, um einen Punkt darunter und senkrecht dazu auf den Zahnfleischrand zu projizieren, um die Breite zu bestimmen.

Principal rugae	Accessory rugae	Rugae anatomy
A	1	Point
B	2	Line
C	3	Angle
D	4	Sinuous
E	5	Curve
F	6	Circle
X	7	Polymorphic

- Tiefe - Der Punkt unterhalb und senkrecht zur Linie, die die Spitzen des mesiopalatalen Höckers des ersten bleibenden Molaren des Oberkiefers oder des zweiten Molaren des Milchzahns auf der mittleren palatinalen Raphe verbindet, wird zur Bestimmung der Tiefe verwendet.

- Zentrum - Der senkrechte Abstand zwischen der Linie, die die Spitzen des mesiopalatalen Höckers des ersten bleibenden Molaren des Oberkiefers oder des zweiten Molaren des Milchzahns verbindet, und dem Punkt auf der Raphe midpalata bestimmt das Zentrum.

11. Klassifizierung der Rugae-Vereinigungsmuster (Abbildung 3):[77]

- Konvergenz

- Divergierend

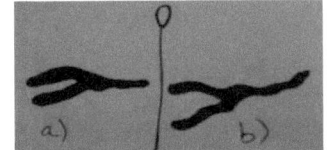

Abbildung a) Divergierend; b) Konvergierend

12. Klassifizierung anhand der Ausrichtung der Rugae im Verhältnis zur mittleren Gaumenraffe (Abbildung 4):[78]

- Weiterleiten
- Rechter Winkel
- Rückwärts

Intra-orale Untersuchung: Die am häufigsten verwendete Technik

- Vorteile: Leicht durchführbar und kosteneffizient
- Nachteilig: Bei dieser Methode gibt es keine Aufzeichnungen, was einen späteren Vergleich erschwert.

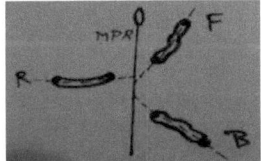

Abbildung: F- vorwärts, R- rechter Winkel, B- rückwärts, MPR-Mid palatal Raphe

Fotografien und Abdruck des Oberkieferbogens:

- Vorteile: Futures-Vergleiche sind möglich, einfach durchführbar und kosteneffizient

Computer-Softwareprogramme:

- Die Überlagerung verschiedener digitaler Fotos zum Vergleich von Rugae-Mustern kann mit verschiedenen Computerprogrammen durchgeführt werden, z. B. RUGFP-ID, Palatal Rugae

Comparison Software

(PRCS Version 2.0).

Calcorrugoscopy oder Overlay-Druck:

- Kann zur Durchführung einer vergleichenden Analyse verwendet werden

Stereoskopie:

- Kann verwendet werden, um ein 3-dimensionales Bild der Anatomie der Gaumennaht zu erhalten.

Stereophotogrammetrie:

- Ermöglicht eine genaue Bestimmung der Länge und Position jeder einzelnen Palatinalrugae.

Diskussion

Als Palatoskopie oder Gaumenspiegelung bezeichnet man die Untersuchung der Gaumenrillen zur Feststellung der Identität einer Person.[79] Im harten Gaumen befindet sich anteroposterior eine dünne zentrale Furche, die auf jeder Seite von einem Kamm, der Gaumensegel, begrenzt wird. Von diesem Kamm gehen seitlich drei bis sieben kleinere Kämme aus. Diese Kämme werden als palatinale Rugae[79] bezeichnet. Rugae entwickeln sich als lokalisierte Regionen mit Epithelproliferation und Verdickung.[80]

Die anatomische Position der Gaumennaht im Mund bleibt lebenslang unverändert und widersteht Krankheiten, chemischen Angriffen und Traumata. Sie ist stabil und widersteht der Zersetzung bis zu sieben Tage nach dem Tod.[79] Die Verwendung von Gaumennarben in der forensischen Identifizierung wird wegen ihrer geringen Nutzungskosten, Einfachheit und Zuverlässigkeit bevorzugt, wobei die Untersuchung des Oberkieferzahnabdrucks die am häufigsten verwendete Technik ist. Die Gaumenrillen sind ausreichend charakteristisch, um zwischen Individuen zu unterscheiden, da keine zwei Gaumen in ihrer Konfiguration gleich sind.[80]

Es gibt verschiedene Möglichkeiten, Gaumenrugae zu analysieren. Die intraorale Inspektion ist die gängigste Methode, weitere sind orale Fotografien und orale Abdrücke[81]. Die Calcor-Rugoskopie oder die Überlagerungsabdrücke der Gaumennaht in einem Oberkieferabdruck, die Stereoskopie-Methode, die ein dreidimensionales Bild der Gaumennaht-Anatomie liefert.[82]

Dermatoglyphische und palatinale Rugae-Muster können als Marker für die Mundgesundheit im Frühstadium verwendet werden.

Vorhersage von Zahnkaries[83] Laut der Studie von Cheeli et al.[84] ergab die Rugoskopie, dass in der kariesfreien Gruppe ein wellenförmiges Muster vorherrscht. In unserer Studie beobachteten wir jedoch ein wellenförmiges Muster in der kariesaktiven und ein gebogenes Muster in der kariesfreien Gruppe.[85]

Bei der intraoralen Bildgebung von Gaumennarben mit einem drahtlosen Endoskop wird jedoch das gesamte Muster auf dem Bild dargestellt, so dass eine morphologische Analyse möglich ist. Der einzige Fall, in dem die Muster der Gaumennaht unvollständig wären, wäre ein fortgeschrittener Zerfall (bei dem die Merkmale der Muster bereits stark verändert wären) oder der seltene Fall einer kritischen Schädigung des Kopfes, des Gesichts oder des Mundes (wodurch die Merkmale und die Morphologie der Gaumennahtmuster beschädigt oder verändert werden könnten). Spezialisierte Computerprogramme können die Bildgebung für die Analyse verbessern, wenn ein solches Programm entwickelt würde, um die forensische Gaumenrugoskopie für die Identifizierung von Menschen zu fördern. Zur Unterstützung der Rugoskopie-Analysten könnte jedoch auch die Verwendung von Zahnspiegeln für eine genauere Bildaufnahme verwendet werden.[86]

Die Technik der Gaumenrugoskopie zur Identifizierung wurde 1930 von dem spanischen Forscher Trobo-Hermosa entwickelt. Bei dieser Methode zur Identifizierung von Menschen werden die Gaumenrugositäten verwendet, da die Anatomie des Gaumens im Laufe des Lebens unverwechselbar und unveränderlich ist.[87]

Dieser Befund deckt sich mit den Ergebnissen ähnlicher Studien, die früher durchgeführt wurden. [10]In unserer Studie stellten wir fest, dass das Rugae-Muster nicht nur aus einer einzigen Form bestand, sondern eine Mischung aus verschiedenen Formen war. Am häufigsten waren gebogene Formen zu sehen, gefolgt von Linien und gewundenen Formen. -Die Fasern, die anteroposterior innerhalb des Kerns und in konzentrischen Kurven über die Basis jeder Rugae verlaufen, bestimmen ihre Ausrichtung und Form. Die unterschiedlichen Formen der palatinalen Rugae können auf die Tatsache zurückgeführt werden, dass sich Rugae als lokalisierte Regionen der epithelialen Proliferation und Verdickung entwickeln. Fibroblasten und Kollagenfasern lagern sich dann im Bindegewebe unter dem verdickten Epithel an und nehmen eine bestimmte Ausrichtung an.In dieser Studie waren die Muster der Gaumenrugae bei allen Probanden deutlich und einzigartig. Keines der Muster war identisch, und bei keinem der Probanden wurde eine bilaterale Symmetrie beobachtet. Dieser Befund deckt sich mit den Ergebnissen ähnlicher Studien, die von English WR durchgeführt wurden.88 Dies beweist, dass das Muster der Gaumenrillen bei jedem Individuum einzigartig ist.[80]

Wir beobachteten, dass die Kurvenform am häufigsten vorkam, was mit den Ergebnissen einer früheren Studie von Nayak et al. über die indische Bevölkerung übereinstimmt. Daraus lässt sich schließen, dass bestimmte Rugae-Formen spezifisch für eine bestimmte Population sind und einen besseren Nutzen bei der Populationsdifferenzierung haben könnten. Der Vergleich der Gaumenrugae-Muster zwischen den Familienmitgliedern (Vater, Mutter, Kind A und Kind B) zeigte unterschiedliche individuelle Muster. Obwohl in einer der Familien einige Formen ähnlich waren, war das Rautenmuster nicht identisch, was darauf hindeutet, dass die Rolle der Vererbung bei der Bestimmung der Ausrichtung des Rautenmusters unsicher ist.[80]

Wissenschaftliche Forscher haben gezeigt, dass keine zwei Individuen ähnliche Daktyloskopie-

oder Rugoskopie-Muster aufweisen, die mit der Diagnose genetisch bedingter Erkrankungen in Verbindung gebracht werden. Da Zahnfehlstellungen und Karies genetisch vererbt werden, kann die frühzeitige Erkennung dieser Erkrankungen durch nichtinvasive Methoden wie Daktyloskopie und Rugoskopie von Vorteil sein.[89]

In einer Studie von Jacob und Shalla90 wurde bei Berücksichtigung von Rugae als Identifikationskriterium eine Genauigkeit von 79 % mit Äquivokation nachgewiesen. Sie stellten fest, dass die niedrige Erkennungsrate auf die Verödung der Rugae bei der Herstellung von Zahnersatz zurückzuführen war.[91]

Eckzähne unterscheiden sich von anderen Zähnen in Bezug auf Überleben und Geschlechterdichotomie und werden durch ihre hohe Überlebensrate im Gebiss unterstützt. Die Eckzähne des Unterkiefers sind nicht nur weniger Plaque, Zahnstein, Abrieb durch Zähneputzen oder starker okklusaler Belastung ausgesetzt als andere Zähne, sie sind auch weniger stark von Parodontalerkrankungen betroffen und werden daher in der Regel als letzte Zähne im Hinblick auf das Alter extrahiert. Diese Ergebnisse deuten darauf hin, dass die Eckzähne des Unterkiefers als "Schlüsselzähne" für die persönliche Identifizierung angesehen werden können.[92]

Um festzustellen, ob die Gaumenrugae durch Krafteinwirkung im Laufe der Zeit stabil bleiben können, haben wir die prä- und postorthodontischen Abdrücke von 10 Männern und 10 Frauen mit einer Behandlungsdauer von achtzehn bis vierundzwanzig Monaten aufgenommen und analysiert. Der präkieferorthopädische Abdruck diente als Antemortem-Aufzeichnung und zur Überlagerung. Der postorthodontische Abdruck stellte die postmortale Aufzeichnung dar.[80]

Bei der Analyse der postkieferorthopädischen Abdrücke blieben die Rugae-Muster am Ende der Behandlung durchweg stabil und unverändert, was darauf schließen lässt, dass die Rugae-Muster während des gesamten Lebens eines Menschen und auch nach Krafteinwirkung unverändert bleiben. Dies stimmt mit der von Sabet und Abdel[93,9] durchgeführten Studie überein.4 Der Kern der menschlichen Gaumennaht enthält Elemente, von denen man annimmt, dass sie zur Aufrechterhaltung ihrer Form beitragen. Das wichtigste Strukturelement enthält Glykosaminoglykane, die durch ihre hydrophile Beschaffenheit das Gewebe anschwellen lassen und dazu beitragen, die Form der Rugae ein Leben lang zu erhalten. Fibroblasten und Kollagenfasern unterhalb des verdickten Epithels tragen zur Stabilität der Gaumennasenrillen bei. In Anbetracht dieser Ergebnisse schlagen wir vor, dass das Muster der Gaumenrillen in der Forensik und auch für die antemortem und postmortale Identifizierung verwendet werden kann.

Außerdem muss ein standardisiertes und einheitliches Verfahren für die Sammlung, Aufzeichnung und computergestützte Analyse der Gaumennarben entwickelt werden.[80]

Schlussfolgerung

Die Identifizierung von lebenden oder toten Menschen ist oft ein schwieriger, anspruchsvoller und zeitaufwändiger Prozess. Es hat sich gezeigt, dass die Gaumenrillen sehr individuell und lebenslang gleichmäßig geformt sind.[26] Die Identifizierung eines unbekannten Menschen war für die Gesellschaft schon immer von größter Bedeutung. Es ist erwiesen, dass das Rautenmuster eines Menschen so einzigartig ist wie seine Fingerabdrücke. Es ist stabil und widersteht der Verwesung bis zu sieben Tage nach dem Tod. Die Verwendung von Gaumenrillen in der forensischen Identifizierung wird wegen ihrer geringen Nutzungskosten, Einfachheit und Zuverlässigkeit bevorzugt. Sie ist ein ausreichendes Merkmal zur Unterscheidung von Personen, da keine zwei Gaumen in ihrer Konfiguration gleich sind. Unter dieser Prämisse kann die Gaumennaht als eines der Instrumente für die Personenidentifizierung in der Forensik angesehen werden. In Anbetracht dieser bedeutenden Erkenntnisse besitzen Gaumenrillen einzigartige Eigenschaften, da sie absolut individuell, stabil, dauerhaft und einzigartig sind. Daher könnten sie als persönlicher Abdruck zur Identifizierung verwendet werden und verdienen weitere Untersuchungen mit größeren Proben.[80]

Referenzen

1. Jeddy N, Ravi S, Radhika T. Current trends in forensic odontology. J Forensic Dent Sci 2017;9:115-9.

2. Auerkari E. Recent trends in dental forensics. Indones J Leg Forensic Sci 2008;1:5- 12.

3. Mohammad N, Ahmad R, Kurniawan A, Mohd Yusof MYP. Anwendungen moderner Technologien der künstlichen Intelligenz in der forensischen Odontologie als primärer forensischer Identifikator: A scoping review. Front Artif Intell. 2022 Dec 6;5:1049584. doi: 10.3389/frai.2022.1049584. PMID: 36561660; PMCID: PMC9763471.

4. Kumar LB, Shivakumar S. Forensische Zahnheilkunde: A historic review. Int J Forensic Odontol 2016;1:2-3.

5. Balachander N, Babu NA, Jimson S, Priyadharsini C, Masthan KM. Die Entwicklung der forensischen Zahnheilkunde: An overview. J Pharm Bioallied Sci. 2015 Apr;7(Suppl 1):S176-80. doi: 10.4103/0975-7406.155894. PMID: 26015703; PMCID: PMC4439663.

6. Keiser-Neilsen S. Bristol: John Wright und Söhne; 1980. Identifizierung von Personen mit Hilfe von Zähnen.

7. Swanson HA. Forensische Zahnmedizin. J Am Coll Dent 1967;34:174-80.

8. Keiser-Nielsen SA. Editorial, News Letter. Scand Soc For Odont 1967;1:4.

9. Sabarigirinathan, C. & Vinayagavel, K. & Meenakshi, A. & Rajendran, Appadurai. (2015). Palatal Rugae in Forensic Odontology-A Review. 83-87. 10.9790/0853141088387.

10. Paliwal A.,Wanjari S. und Parwani R., Palatinal rugoscopy,Establishing identity, J Forensic Dent Sci.,2(1), 27-31 (2010)

11. Buchner A., Die Identifizierung von menschlichen Überresten, Int Dent J, 35, 307- 11 (1985)

12. Shamim, Thorakkal. (2010). Forensische Odontologie. Zeitschrift des College of Physicians and Surgeons-Pakistan: JCPSP. 20. 1-2.

13. Shamim T, Ipe Varghese V, Shameena PM, Sudha S. Age estimation: a dental approach. *JPunjab AcadForensic Med Toxicol* 2006; **6**:14-6.

14. Aggarwal P, Saxena S, Bansal P. Incremental lines in root cementum of human teeth: an approach to their role in age estimation using polarizing microscopy. *Indian JDent Res* 2008;

19: 326-30.

15. Acharya AB. Ein neuer digitaler Ansatz zur Messung der Dentin-Transluzenz für die forensische Altersbestimmung. *Am JForensic MedPathol* 2010; **31**:133-7.

16. Shamim T. A new working classification proposed for forensic odontology. *J Coll Physicians Surg Pak* 2011; **21**:59.

17. Bhat VJ, Kamath GP. Altersschätzung anhand der Wurzelentwicklung der dritten Molaren des Unterkiefers im Vergleich zum Skelettalter des Handgelenks. *Am J Forensic Med Pathol* 2007; **28**:238-41.

18. Ubelaker DH, Parra RC. Anwendung von drei zahnmedizinischen Methoden zur Altersbestimmung von Erwachsenen anhand von intakten einwurzeligen Zähnen auf eine peruanische Stichprobe. *JForensic Sci* 2008; **53**:60811.

19. Gonzhlez-Colmenares G, Botella-Lopez MC, Moreno-Rueda G, Fernández- Cardenete JR. Altersschätzung durch eine zahnmedizinische Methode: ein Vergleich zwischen der Technik von Lamendin und Prince und Ubelaker. *JForensic Sci* 2007; **52**:1156-60.

20. Shamim T, Ipe Varghese V, Shameena PM, Sudha S. Human bite marks: the tool marks of the oral cavity. *JIndian AcadForensic Med* 2006; **28**:52-4.

21. Giannelli PC. Bisswunden-Analyse. Papier 153. Veröffentlichungen der Fakultät; 2007. Verfügbar unter: http://scholarlycommons.law.case.edu/ faculty_publications/153. [Letzter Zugriff am 2016 Oct 02].

22. Silva RH, Musse JD, Melani RF, Oliveira RN. Identifizierung menschlicher Bisswunden und DNA-Technologie in der forensischen Zahnmedizin. Braz J Oral Sci 2006;5:1193-7.

23. Zakirulla M, Meer A. Modern tools in forensic dentistry. J Contemp Dent 2011;2:28 -32.

24. Carbajo C, Identificación de cadáveres y aspectos forenses de los desastres, publicaciones de la Unidad de Investigación en Emergencia y Desastres, http://www.desastres.org. 2015

25. Gilbert J.A. Calabuig, Medicina Legal y Toxicologia (5. Auflage) 1997rft678

26. R. Mahajan, Mohd. Arif Dar, Sanjeet Singh Risam. -Palatoskopie/Rugoskopie: A Potential Tool in Human Identification!. Journal of Evolution of Medical and Dental Sciences 2014; Vol. 3, Issue 40, September 01; Page: 10076-10088, DOI: 10.14260/jemds/2014/3307

27. J.D. Simmons, R.N. Moore und L.C. Erickson, A longitudinal study of anteroposterior

growth changes in the palatine rugae, J. Dent. Res. 66(1987) (9), S. 1512-1515.

28. Abdel-Aziz H.M. und Sabet N.E., Palatal rugae area: a landmark for analysis of pre- and post-orthodontically treated adult Egyptian patients, East Mediterr. Health J. 2001. (1/2), p. 60-66.

29. Lund O. Histologische beitrage zur anatomie des munddachs und paradentiums. Vrtlzschr F Zahnh 1924; 40: 1-20.

30. CVMosby.TheAcademyofProsthodontics.TheGlossaryofProsthodonticTerms.8thed. 2005.

31. AmasakiH,OgawaM,NagasaoJ,MutohK,IchiharaN,AsariMundShiotaK.Distributiona lchangesofBrdU,PCNA,E2F1undPAL31moleculesindevelopingmurinepalatalrugae. Ann.Anat.2003;185(6):517-23.

32. *DaokarS.Rugoscopy- AnEmergingToolinForensicOodntology.IntJForensicOdontol.2022; 7;1:30-37.*

33. Hausser E. Zur Bedeutung und Veranderung der Gaumenfalten des Menschen [The palatal ridges in man: their significances and their modifications]. Stoma (Heidelb) 1951; 4(1) :3-26.

34. Friel S. Migration von Zähnen. Dent Rec (London) 1949; 69(3): 74-84.

35. Kapali S, Townsend G, Richards L. und Parish T. Palatal rugae patterns in Australian Aborigines and Caucasians, Aust. Dent. J. 42(1997) (2), S. 129-133.

36. Camargo P.M., Melnick P.R. und Kenney E.B., The use of free gingival grafts for aesthetic purposes, Periodontology 27(2001), S. 72-96.

37. Bowles R.G., First premolar extraction decisions and effects, Thesis presented for the Graduate Studies Council, The University of Tennessee, Health Science Center, 2005].

38. Leitfaden zur Identifizierung von Katastrophenopfern. In: DVI-Leitfaden: INTERPOL; 2009. Verfügbar unter
von: http://www.interpol.int/Public/ DisasterVictim/guide/guide.pdf. [Zuletzt Zugriff am 17. März 2017].

39. Gadicherla P, Saini D, Bhaskar M. Palatal rugae pattern: An aid for sex identification. J Forensic Dent Sci 2017;9:48-9.

40. Jain A, Chowdhary R. Palatinal rugae and their role in forensic odontology. J Invest Clin

Dent 2014;5:171-8.

41. Krishnappa S, Srinath S, Bhardwaj P, CH Mallaya. Palatinal Rugoscopy: Implementation in Forensic Odontology - A Review. J Adv Med Dent Scie2013;1(2):53-59.

42. Buchtová M, Tichy F, Putnová I. and Misek I. The development of palatal rugae in the European pine vole, Microtus subterraneus(Arvicolidae, Rodentia), Folia Zoo 52(2003) (2), pp. 127-136.

43. Campos ML, Rugoscopia palatina, Verfügbar unter URL : http://www.pericias-forenses.com.br. [letzter Zugriff am 27. Juli 2007].

44. Lysell, Plica palatinae transversalis und Papilla incisiva beim Menschen. Eine morphologische und genetische Studie, Acta Odont. Scand. 13(1955) (Suppl. 18), S. 5-137.

45. Sassouni V. Palato print, physioprint und roentgenographic cephalometry as new methods in human identification (preliminaryreport). J Forensic Sciences 1957; 2: 428-42.

46. Fiene M. Vergleichend-morphologische studien über das Gaumen faltenrelief von Zwillingen. Fortschr Kieferorthop1958; 19: 229-36.

47. Peavy DC Jr, Kendrick GS. Die Auswirkungen von Zahnbewegungen auf die Gaumennaht-Rugae. J Prosthet Dent 1967; 18 (6): 536-542.

48. Van der Linden FP. Veränderungen in der Position der Seitenzähne in Bezug auf die Rugapunkte. Am J Orthod 1978; 74(2): 142-161.

49. Hoggan BR, Sadowsky C. The use of palatal rugae for the assessment of anteroposterior tooth movements. Am J Orthod Dentofacial Orthop 2001; 119(5): 482-488.

50. Simmons JD, Moore RN, Erickson LC. Eine Längsschnittstudie über anteroposteriore Wachstumsveränderungen der Rugae palatinae. J Dent Res 1987; 66(9): 1512-1515.

51. Park S, Eguti T, Kato K, Nitta N, Kitano I. The pattern of palatal rugae in submucous cleft palates and isolated cleft palates. Br J Plast Surg 1994; 47(6): 395399.

52. Kratzsch H, Opitz C. Untersuchungen zum Muster der Gaumenrugae bei Cleft-Patienten, Teil I: eine morphologische Analyse. J Orofac Orthop 2000;61 (5): 305-317.

53. Landa J. Die Bedeutung der Phonetik in der Vollprothesenprothetik. Dent Dig 1935; 41: 154-160.

54. Kashima K. Vergleichende Studie über die Gaumennaht und die Form des harten Gaumens

bei japanischen und indischen Kindern [auf Japanisch]. Aichi Gakuin Daigaku Shigakkai Shi 1990; 28 (1 Teil 2): 295-320.

55. Shetty SK, Kalia S, Patil K, Mahima VG. Palatinales Rugae-Muster in mysoreanischen und tibetischen Populationen. Indian J Dent Res 2005; 16 (2): 51-55.

56. Muthusubramanian M, Limson KS, Julian R. Analysis of rugae in burn victims and cadavers to simulate rugae identification in cases of incineration and decomposition. J Forensic Odontostomatol 2005; 23 (1): 26-29.

57. Paliwal A, Wanjari S, Parwani R. Palatinalrugoskopie: Feststellung der Identität. J Forensic Dent Sci [serial online] 2010 [zitiert 2023 Apr 7];2:27-31

58. Singh, D., Batth, D., Singh, D., & Kaur, D. (2015). GAUMENRUGAE - EIN FINGERABDRUCK DER MUNDHÖHLE. *Research & Reviews: Journal of Dental Sciences, 3.*

59. Lessig R, Wenzel V, Weber M. Bissmarkenanalyse in der forensischen Routinearbeit. EXCLI Journal. 2006; 5: 93-102.

60. Kaushik,A (2021). Übersicht über palatinale Rugae. **Journal of Forensic Research, 12:10,2021**

61. Sanjaya, PR, S Gokul, KJ Prithviraj und S Rajendra, et al. "Significance of Palatal Rugae: A Review." Int J Dent Update 2 (2012): 74-82.

62. Ahamed, Nabeel, Samuel Victor, Ramakrishnan Mahesh. -Uniqueness of Palatal Rugae in Forensic Science- A Review.! Int J Pharma Bio Sci 6 (2015): 475-479.

63. Sheikhi, Mahnaz, Mohammad Zandi, Maryam Ghazizadeh. "Assessment of palatal Rugae Pattern for Sex and Ethnicity Identification in an Iranian Population." Dent Res J (2018): 50.

64. Arthanari A, Priyadharshini R, Sinduja P, Cheiloscopy and Palatoscopy in Forensics- A Review. Int J Clinicopathol Correl. 2022; 6:1:12-15.

65. Sharma P, Saxena S, Rathod V. Comparative reliability of cheiloscopy and palatoscopy in human identification. Indian J Dent Res. 2009 Oct;20(4):453-7.

66. Prabhu RV, Dinkar AD, Prabhu VD, Rao PK. Cheiloscopy: revisited. J Forensic Dent Sci. 2012 Jan;4(1):47-52.

67. Dineshshankar J, Ganapathi N, Yoithapprabhunath TR, Maheswaran T, Kumar MS, Aravindhan R. Lip prints: Role in forensic odontology. J Pharm Bioallied Sci. 2013 Jun;5(Suppl 1):S95-7.

68. S K, Kannan S, Professor A, Fakultät für Zahnmedizin, AIMST Universität, Kedah, et al. Cheiloscopy - A Vital Tool In Crime Investigation [Internet]. International Journal of Forensic Science & Pathology. 2015. p. 89-93.

69. Gupta V, Kaur A. Palatinalrugoskopie als Hilfsmittel zur Geschlechtsbestimmung in der Forensik

 Zahnheilkunde (Sri Ganganagar Bevölkerung): Eine Querschnittsstudie mit 100 Probanden. J Oral Maxillofac Pathol. 2021 Sep-Dec;25(3):556. doi: 10.4103/jomfp.jomfp_155_21. Epub 2022 Jan 11. PMID: 35281181; PMCID: PMC8859594.

70. Krishnappa S, Srinath S, Bhardwaj P, CH Mallaya. Palatinal Rugoscopy: Implementation in Forensic Odontology- A Review. J Adv Med Dent Scie 2013;1(2):53-59.

71. Patil MS, Patil SB, Acharya AB. Palatina-Rugae und ihre Bedeutung in der klinischen Zahnheilkunde: ein Überblick über die Literatur. J Am Dent Assoc 2008; 139: 1471-8.

72. Pueyo VM, Garrido BR, Sánchez JAS. Odontología Legal y Forense. Barcelona, Masson, 1994. pp.277-92.

73. Swetha SK, Kalia S, Patil K, Mahima VG. Palatinal rugae pattern in Mysorean and Tibetan populations. Indian J Dent Res 2005;16:51-5.

74. Kapali S, Townsend G, Richards L, Parish T. Palatinal rugae patterns in Australian aborigines and Caucasians. Australian Dent J 1997;42:129-33.

75. Caldas IM, Magalhaes T, Afonso A. Identitätsfeststellung mittels Cheiloskopie und Palatoskopie. Forensic Sci Int 2007; 165:1-9.

76. Indira AP, Manish Gupta, Maria Priscilla David: Rugoscopy for Establishing Individuality. Indian J Dent Advancements 2011;3:427-32.

77. Surekha R, Anila K, Reddy VS, Hunsagi S, Ravikumar S, Ramesh N. Assessment of palatal rugae patterns in Manipuri and Kerala population. J Forensic Dent Sci 2012;4:93-6.

78. Goyal S, Goyal S. Studie über das Muster der Gaumenschleimhaut bei ruandischen Patienten, die die zahnärztliche Abteilung des King Faisal Hospital in Kigali, Ruanda,

besuchen: A preliminary study. Rwanda Med J 2013;70:19-25.

79. Abou El-Fotouh M. M. A und El-Sharkawy G. Z. H. - Eine Studie über das Muster der Gaumennasen (Rugoskopie) in einer ägyptischen Bevölkerung! Offizielles Journal der Ägyptischen Zahnärztevereinigung. 1998; **44(3)**: 3177.

80. Ap, Indira & Gupta, Manish & David, Maria & Dozent, Senior. (2010). Rugoscopy for Establishing Individuality. 3.

81. Bansode SC, Kulkarni MM. Die Bedeutung der Gaumenrillen bei der Identifizierung von Personen. J Forensic Dent Sci 2009; 1: 7781.

82. V N, Ugrappa S, M NJ, Ch L, Maloth KN, Kodangal S. Cheiloscopy, Palatoscopy and Odontometrics in Sex Prediction and Dis-crimination - a Comparative Study. Open Dent J. 2015 Jan 6;8:269-79. doi: 10.2174/1874210601408010269. PMID: 25646135; PMCID: PMC4311385.

83. Spandana Cheeli, Madu Ghanashyam Prasad, Ambati Naga Radhakrishna, K.V.K Santosh Kumar: Comparative Reliability of Rugoscopy and Dactyloscopy for the Vijender V, Tarannum T, Pathak A. Dermatoglyphics interpretation of dental caries: An in vivo study. Int J Dent Med Res 2015; 1(6):54-6.

84. Prädilektion von Malokklusion und Karies bei Kindern: A Cohort Study . Pesq Bras Odontoped Clin Integr 2017, 17(1):1-10.

85. Devi M.1 , Shahnaaz Sayima H.A.2 , Therraddi Muthu R.M.3 , Sona Baburathinam4. (2020). Die Rolle der Rugoskopie und Daktyloskopie bei der Vorbeugung von Zahnkaries bei Kindern. *Indian Journal of Public Health Research & Development,* 11(5), 93-98. https://doi.org/10.37506/ijphrd.v11i5.9296

86. Filipe, Cameron, "Untersuchung der palatalen Rugoskopie für die forensische Identifizierung von Menschen" (2021). Honors Theses. 11. https://digitalcommons. newhaven.edu/honorstheses/11

87. Almeida, Liliane & Bendaham, Bruno & Mendonça, Lucas & Martinho, Roberto & Barbosa, Karina & Meira, Gabriela & Sá, Juliana. (2022). Rugoscopia palatina - revisão de literatura. Forschung, Gesellschaft und Entwicklung. 11. e49111536725. 10.33448/rsd-v11i15.36725.

88. Ohtani M, Nishida N, Chiba T, Fukuda M, Miyamoto Y, Yoshioka N. -Indication and limitations of using palatal rugae for personal identification in edentulous casesl. Forensic

Science International, 2008 ;**176**: 178-182.

89. Cheeli, S. & Ghana Shyam Prasad, Madu & Ambati, Naga & Kumar, K.V.K. & Dangeti, D. & Pavanireddy, S. (2017). Vergleichende Zuverlässigkeit von Rugoskopie und Daktyloskopie zur Prädilektion von Malokklusion und Karies bei Kindern: A cohort study. Pesquisa Brasileira em Odontopediatria e Clinica Integrada. 17. 1-10. 10.4034/PBOCI.2017.171.53.

90. Jacob RF, Shalla CL. Postmortale Identifizierung zahnloser Verstorbener: Oberflächenanatomie des Gebissgewebes. J Forensic Sci. 1987 May;32(3):698-702.

91. Lavanya R, Boringi M, Alluri K, Sujatha M. Palatal Rugae in Gender Discrimination: Hilfsmittel oder Hindernis? Eine systematische Überprüfung. **J Res Dent Maxillofac Sci. 2022; 7(4):260-266**

92. Narang RS, Manchanda AS, Malhotra R, Bhatia HS. Geschlechtsbestimmung durch den Eckzahnindex des Unterkiefers und die Odontometrie der Backenzähne: A comparative study. Ind J Oral Sci 2014; 5(1): 16-20.

93. Englisch. W. R., Summitt. J. B, Oesterle. L. J, Brannon. R. B, Morlang. W. M. -Individualität der menschlichen Palatal Rugaeh. Journal of Forensic Sciences. 1988;**33**: 718-26.

94. Abou El-Fotouh M. M. A und El-Sharkawy G. Z. H. - Eine Studie über das Muster der Gaumennasen (Rugoskopie) in einer ägyptischen Bevölkerung! Offizielles Journal der Ägyptischen Zahnärztevereinigung. 1998; **44(3)**: 31772

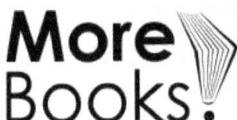
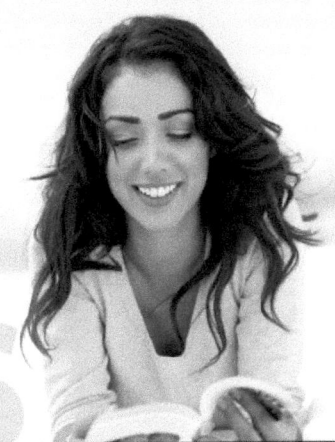

I want morebooks!

Buy your books fast and straightforward online - at one of world's fastest growing online book stores! Environmentally sound due to Print-on-Demand technologies.

Buy your books online at
www.morebooks.shop

Kaufen Sie Ihre Bücher schnell und unkompliziert online – auf einer der am schnellsten wachsenden Buchhandelsplattformen weltweit! Dank Print-On-Demand umwelt- und ressourcenschonend produziert.

Bücher schneller online kaufen
www.morebooks.shop

info@omniscriptum.com
www.omniscriptum.com

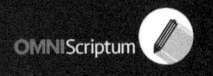

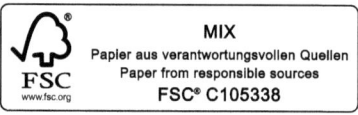

Printed by Books on Demand GmbH, Norderstedt / Germany